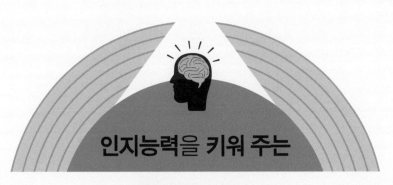

인지능력을 키워 주는

50
가지

두뇌훈련 워크북

치매 예방을 위한
오감훈련

조성준 저

학지사

머리말

현대는 고령화시대다.
의술이 놀랍게 발달하고 있다.
인지장애 및 치매 노인은 날이 갈수록
눈에 띄게 늘어나고 있다.

치매는 진행되기 시작하면 비가역적 과정을 밟는다.
따라서 치매를 미리 예방하기 위한 훈련이 필수적이다.

현재까지 치매를 예방하기 위한 방법은 끝없는 두뇌훈련뿐이다.
초기 인지장애와 치매 노인들에게 이 책을 권한다.

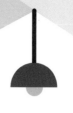

학습방법

이 책에 있는 문제들을 대상자에게 질문해 보고
3분 이상 시간이 지나도 해답이 나오지 않으면
답을 알려 준 후 다음 문제로 넘어간다.

매일 5개의 문제를 학습하고, 각 한 번씩 학습하도록 한다.
10일간의 학습이 모두 끝나면 Day 1로 돌아가서 반복하여 학습한다.

문제를 모두 풀고 난 후 정답률이 70% 이하면
치매가 진행되고 있다고 판단한다.

이 책에 수록된 자료들은 저자의 40년간의 임상경험을 기반으로 만들어진 것이다.

차례

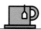

차례

차례

DAY 9

DAY 10

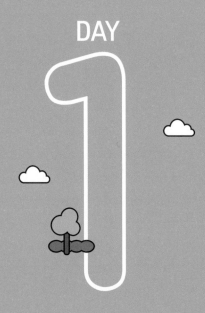

DAY 1

1. 노란색을 짚어 보세요
2. 세모를 짚어 보세요
3. 손바닥을 그려 보세요
4. 빈칸을 채워 보세요
5. 과일값을 계산해 보세요

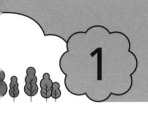

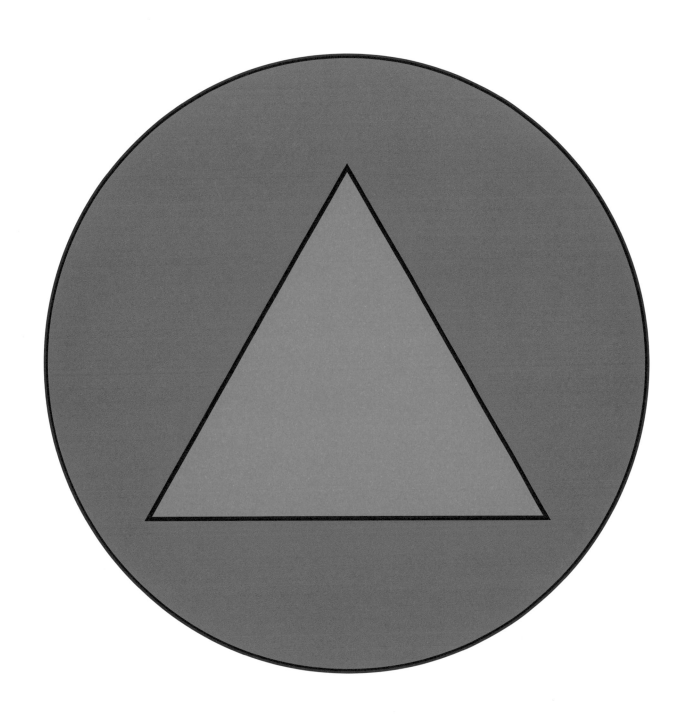

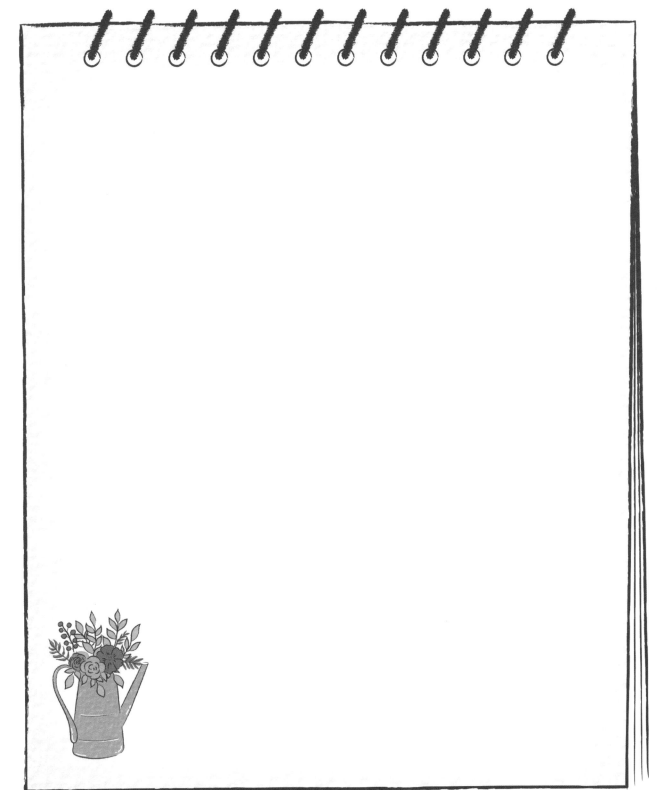

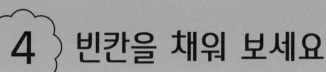

4 빈칸을 채워 보세요

1 초가집의 지붕은 (   )로 만든다.

2 김치는 (   )로 담근다.

3 얼굴을 씻는 것을 (   )한다고 한다.

4 물이 언 것을 (   )라고 한다.

5 화분에는 (   )을 심는다.

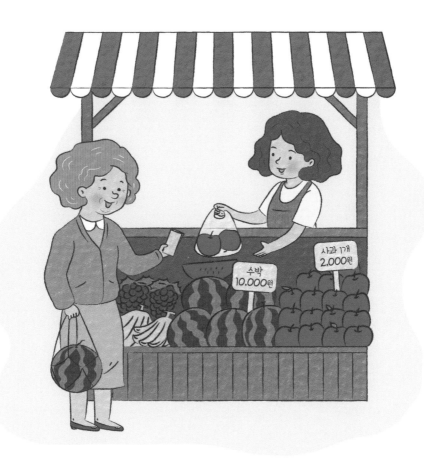

1 과일가게에서 1개의 가격이 2,000원인 사과를 2개 구입하였습니다. 모두 얼마인가요?

2 점원에게 5,000원을 지불하였다면 얼마를 거슬러 받아야 하나요?

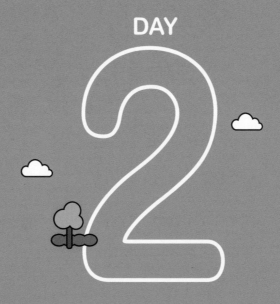

DAY

2

6. 잘못된 내용을 찾아보세요

7. 사물의 용도를 설명해 보세요

8. 지시문에 따라 행동해 보세요

9. 점선을 따라 화살표를 그려 보세요

10. 손가락으로 길을 따라 짚어 보세요

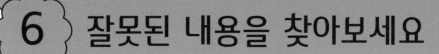

6 잘못된 내용을 찾아보세요

1 콩 심은 데 팥 나고 팥 심은 데 콩 난다.

2 부산은 서울보다 북쪽이다.

3 벌꿀은 쓰다.

1 냉장고의 용도는 무엇인가요?

2 망치는 언제 사용하나요?

3 볼펜은 언제 사용하나요?

1 냉장고 문을 연다.

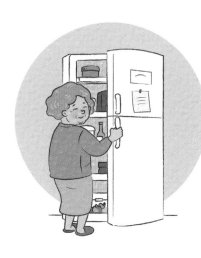

➡ 3분 후에 어떤 행동을 했나요?

2 열려 있는 냉장고 문을 닫는다.

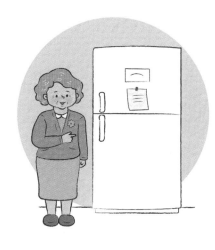

➡ 3분 후에 어떤 행동을 했나요?

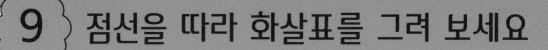

9 점선을 따라 화살표를 그려 보세요

1

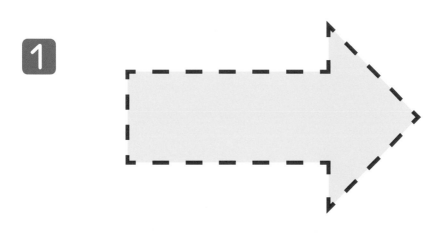

2

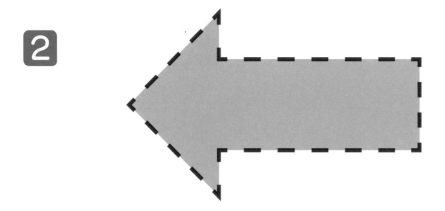

3

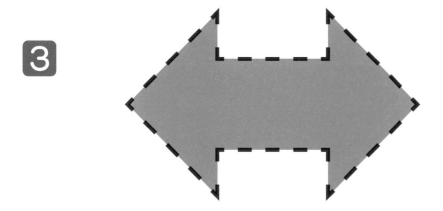

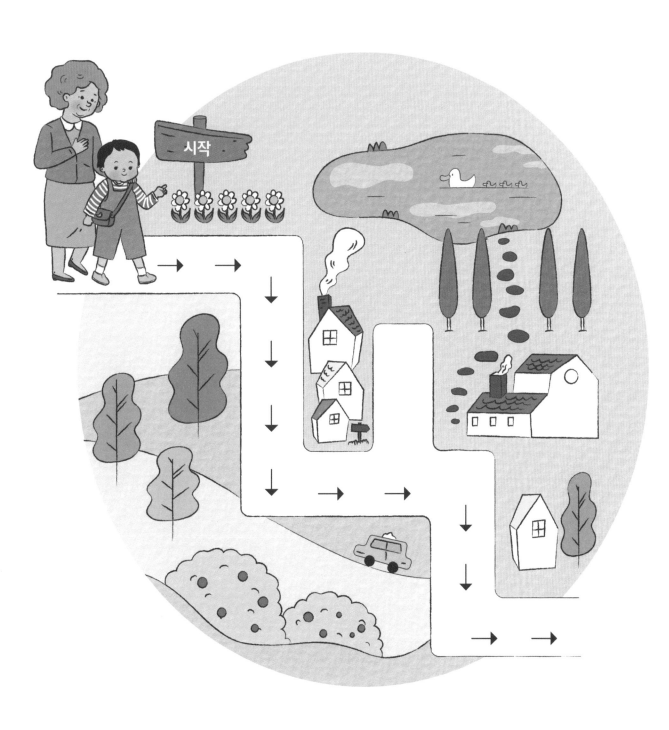

시작

DAY

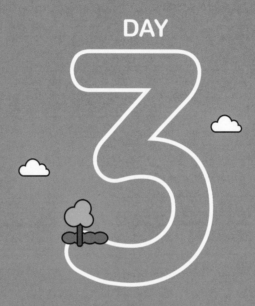

3

11. 빨간색을 짚어 보세요

12. 세모를 짚어 보세요

13. 발바닥을 그려 보세요

14. 동물 울음소리를 내 보세요

15. 하루 일과와 내일 할 일을 말해 보세요

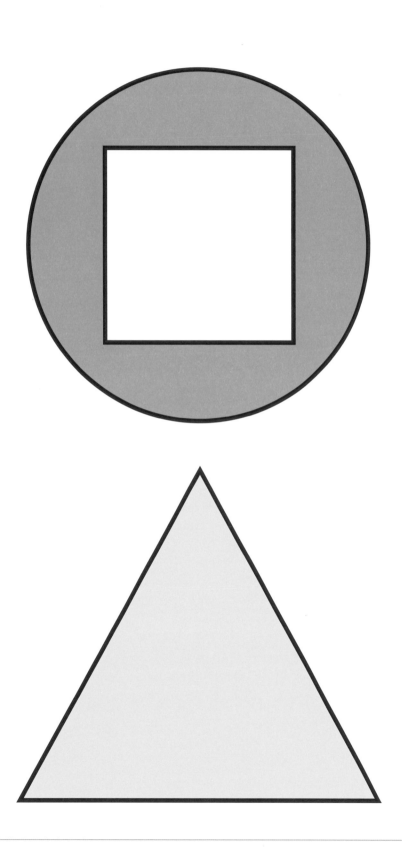

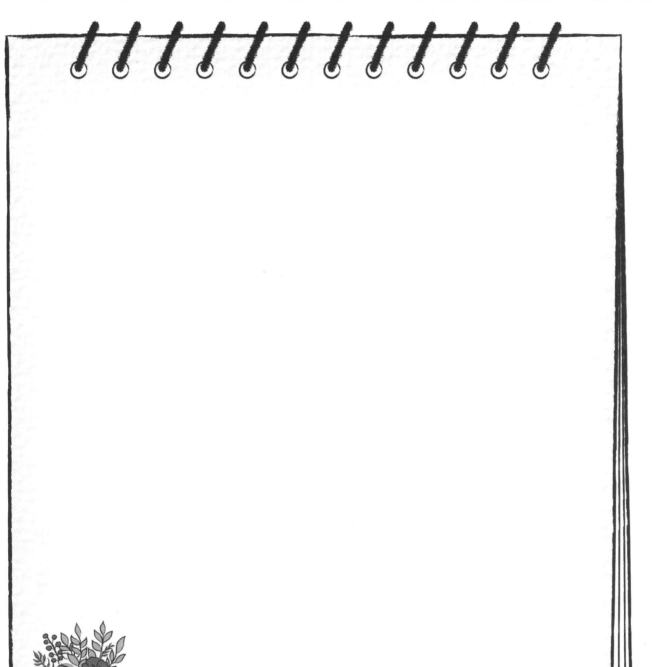

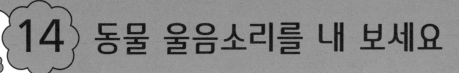

14 동물 울음소리를 내 보세요

1 닭 울음소리

2 호랑이 울음소리

3 참새 울음소리

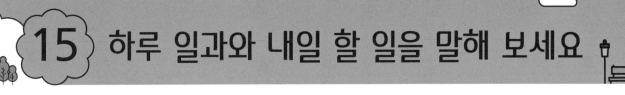
1 오늘 아침에 일어나서 지금까지 무엇을 했나요?

2 내일은 무엇을 할 예정인가요?

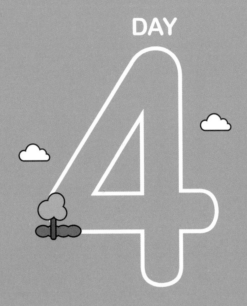

DAY

4

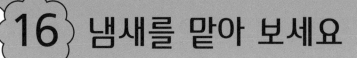

1 참기름

2 식초

3 들기름

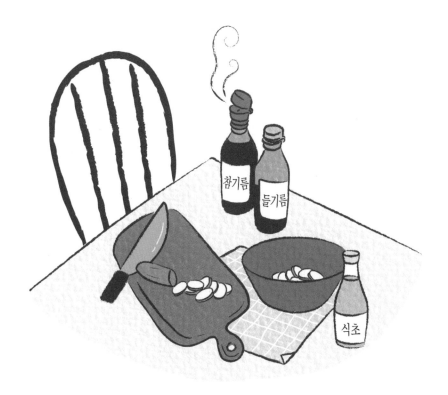

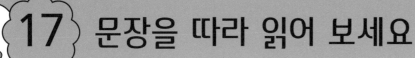

1

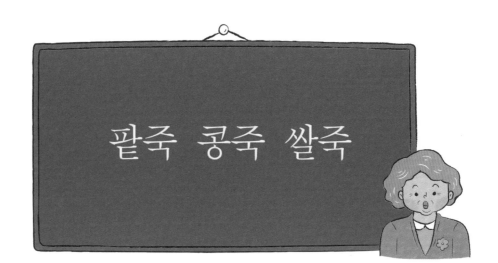

팥죽 콩죽 쌀죽

2

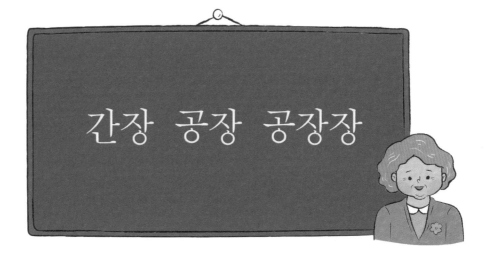

간장 공장 공장장

1   1   2   ( )   4   5

2   A   ( )   C   D   E

3   가   나   다   ( )   마

4   ㄱ   ㄴ   ( )   ㄹ   ㅁ

1

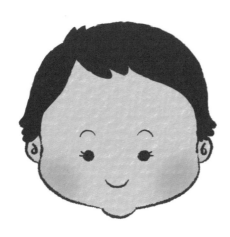

2

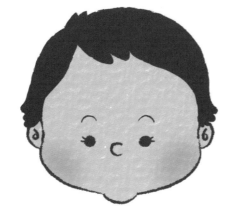

3

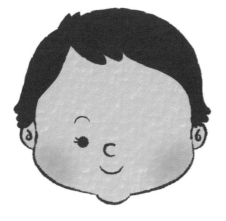

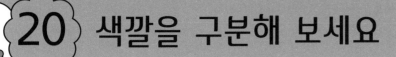

1 무지개의 색깔들을 말해 보세요.

2 바다는 무슨 색인가요?

3 땅은 무슨 색인가요?

4 오렌지는 무슨 색인가요?

5 참외는 무슨 색인가요?

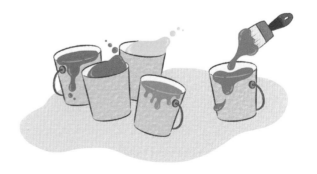

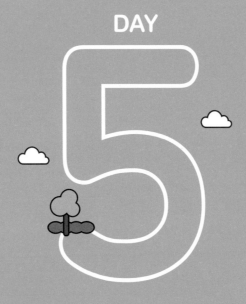

DAY

21 과일 이름을 말해 보세요

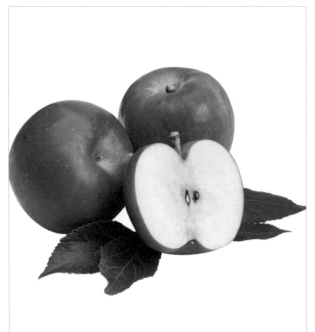

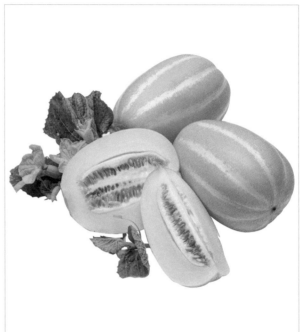

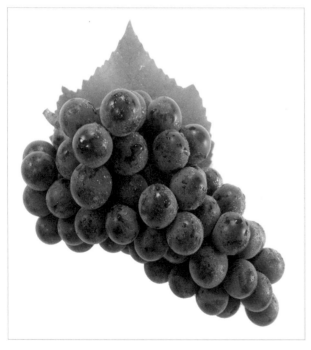

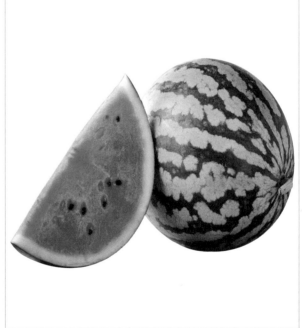

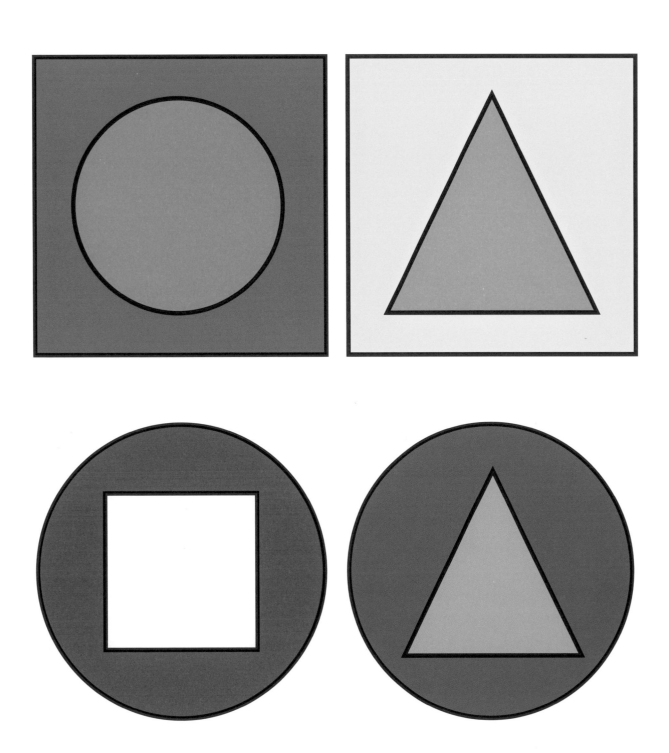

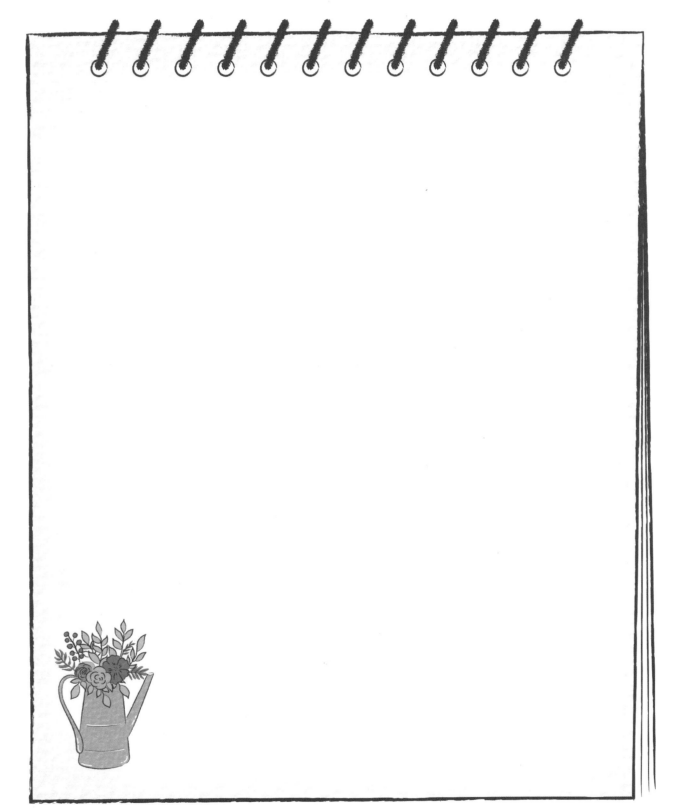

1 태어난 곳은 어디인가요?

2 초등학교는 어디인가요?

3 할아버지의 이름은 무엇인가요?

4 우리나라 최초 대통령의 이름은
무엇인가요?

1 전화기

2 향수

3 비누

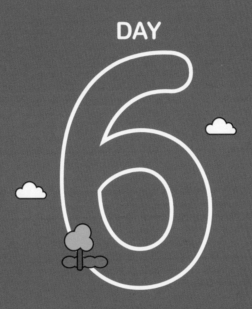

DAY

6

26. 손가락을 움직여 보세요

27. 점의 개수를 세어 보세요

28. 지시문에 따라 행동해 보세요

29. 나의 얼굴을 그려 보세요

30. 문장을 따라 읽어 보세요

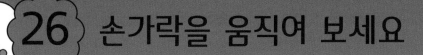

1 오른손 엄지를 들어 보세요.

2 왼손 엄지를 들어 보세요.

3 왼손 새끼손가락을 들어 보세요.

4 오른손 새끼손가락을 들어 보세요.

1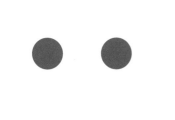

네모 속에 점은
몇 개인가요?

2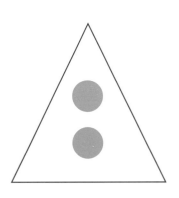

세모 속에 점은
몇 개인가요?

3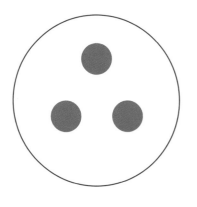

동그라미 속에
점은 몇 개인가요?

1 물컵에 물을 반 정도 따른다.

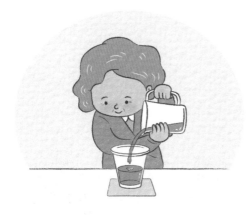

➡ 3분 후에 어떤 행동을
했나요?

2 물컵을 비운다.

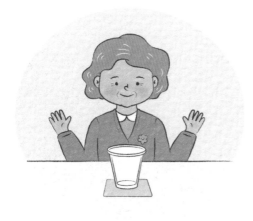

➡ 3분 후에 어떤 행동을
했나요?

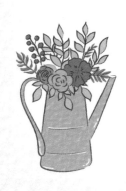

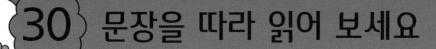

1 나의 살던 고향은 꽃 피는 산골
복숭아꽃 살구꽃 아기 진달래

2 얼싸 좋네 하 좋네 군밤이여
에헤라 생률밤이로구나.

3 산기슭을 어슬렁거리는 하이에나
보다 산정 높이 올라가 얼어 죽는
표범이고 싶다.

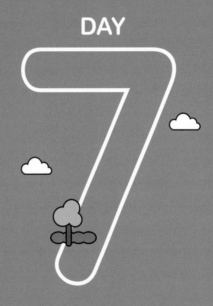

DAY

7

1

$$100-3=A$$

$$A-2=B$$

$$B-7=C$$

2

$$2 \times 7=A$$

$$A \times 3=B$$

$$B \times 2=C$$

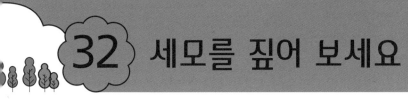

32 세모를 짚어 보세요

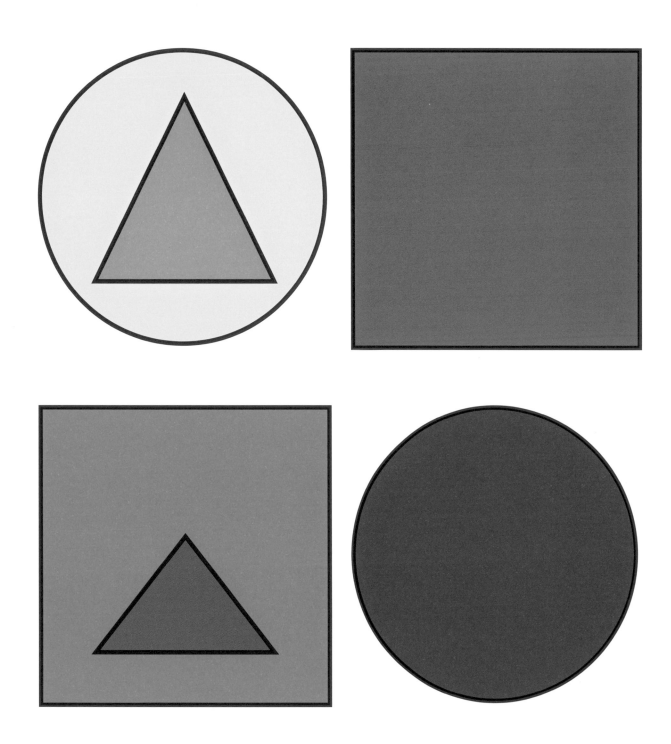

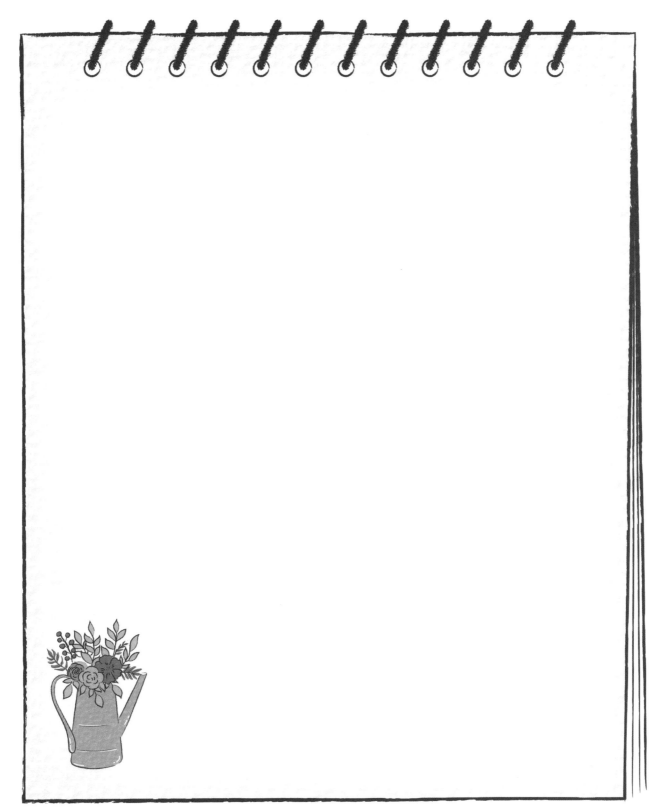

1 손으로 볼펜을 잡는다.

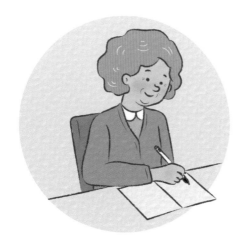

➡ 1분 후에 무엇을
했나요?

2 손에서 볼펜을 놓아버린다.

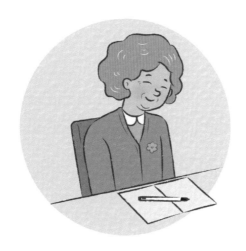

➡ 1분 후에 무엇을
했나요?

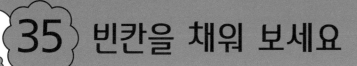

1 산에는 (　　　　　　　　)가 많다.

2 강에는 (　　　　　　　　)가 많다.

3 강아지는 (　　　　　　　　)에게
충성한다.

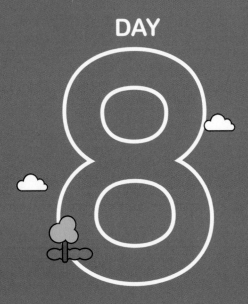

DAY

8

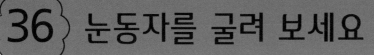

1 위로 눈동자를 올리세요.

(30초간)

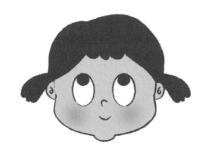

2 밑으로 눈동자를 내리세요.

(30초간)

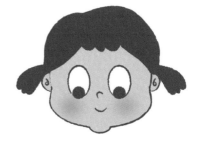

3 오른쪽으로 눈동자를

굴리세요. (30초간)

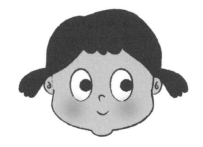

4 왼쪽으로 눈동자를

굴리세요. (30초간)

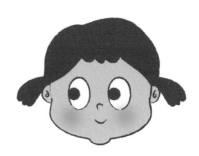

> 예 홍 길 동 ➡ 동 길 홍

1 고 구 마 ➡

2 울 릉 도 ➡

3 파 도 ➡

4 바 람 ➡

5 나 무 ➡

1 비행기

2 자동차

3 배

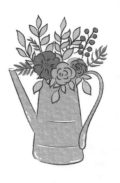

4 꽃

5 나뭇잎

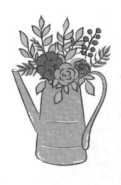

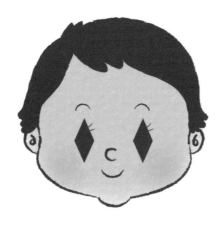

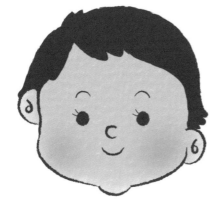

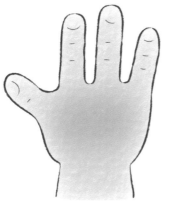

1 엘리베이터

2 만두

3 독립투사

4 군인

5 화장실

DAY

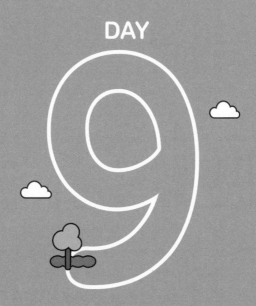

9

1 간장 한 방울을 혀로 맛본다.

2 식초 한 방울을 혀로 맛본다.

3 티스푼으로 설탕 한 숟가락을 혀로 맛본다.

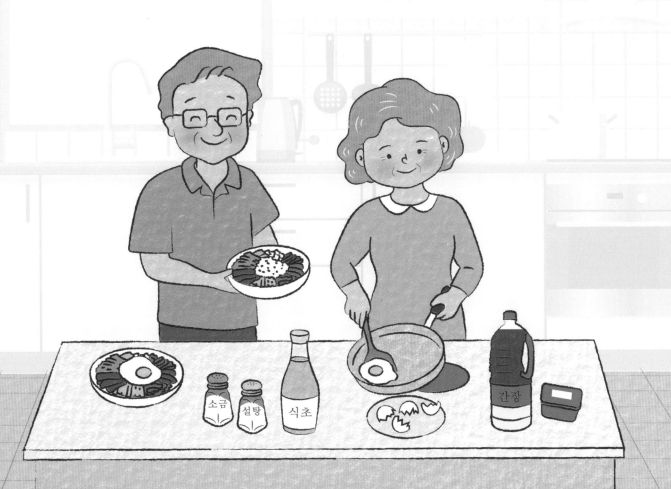

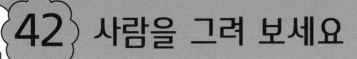
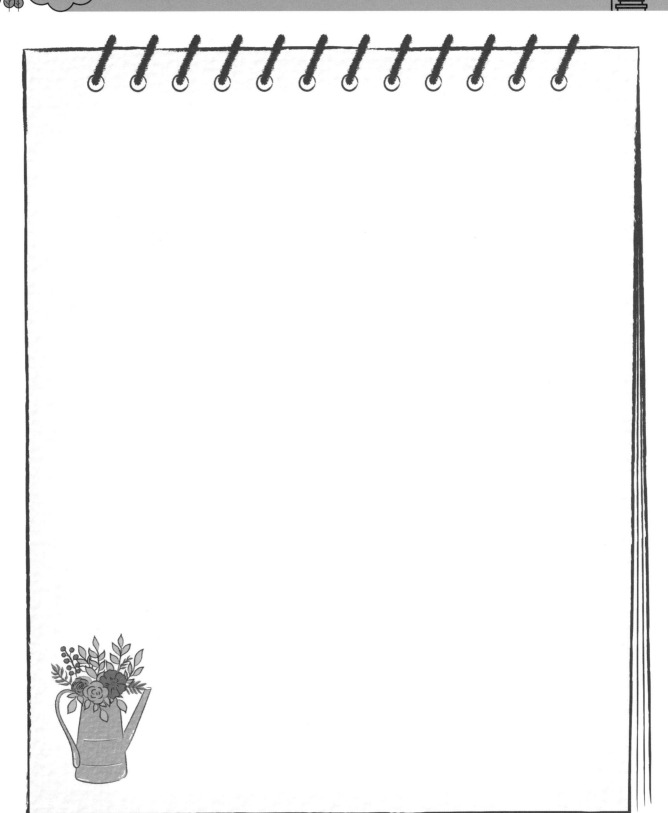

1 오늘은 몇 년도인가요?

2 오늘은 몇 월인가요?

3 오늘은 며칠인가요?

4 지금은 몇 시인가요?

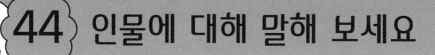

1 히틀러는 누구인가요?

2 김정은은 누구인가요?

3 나폴레옹은 누구인가요?

4 흥부와 놀부 중 누가 부자인가요?

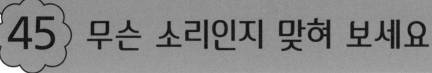

1 빵빵

2 야옹

3 멍멍

4 짹짹

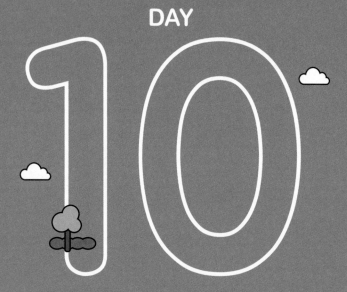

DAY

10

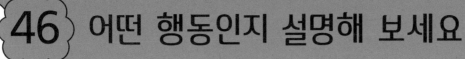

46 어떤 행동인지 설명해 보세요

1 훔친다

2 때린다

3 찌른다

4 쓰다듬는다

1 일석이조

2 낫 놓고 기역 자도 모른다

3 뛰는 놈 위에 나는 놈

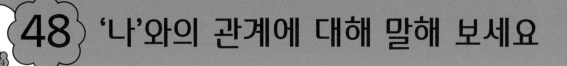

1 누나

2 엄마

3 형

4 할아버지

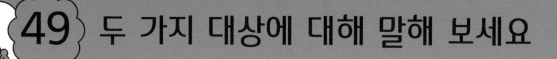
1 빵과 우유

2 쌀과 옥수수

3 버터와 달걀

1 개미와 베짱이

2 토끼와 거북이

3 효녀 심청

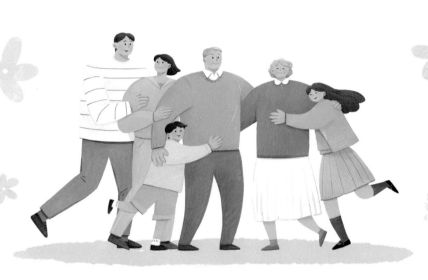

학습을 모두 마친 소감을 자유롭게 써 보세요.